AF377700

Terapias biológicas en el lupus eritematoso sistémico

Coordinadores
Dr. Ricard Cervera
Dr. Juan Jiménez-Alonso

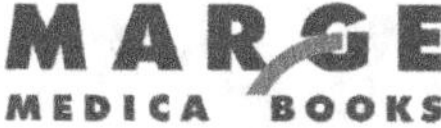

Terapias biológicas en el lupus eritematoso sistémico
Coordinadores: Dr. Ricard Cervera, Dr. Juan Jiménez-Alonso
1.ª edición 2008

ISBN edición impresa: 978-84-86684-91-4 / ISBN edición digital: 978-84-16171-92-7
Edición original publicada por ICG Marge, SL, Barcelona, España
Derechos reservados © ICG Marge SL, 2017, incluido el diseño de la cubierta

Segunda edición: Alfaomega Colombiana, SA

© **2020, Alfaomega Colombiana, SA**

© **2008 ICG Marge, SL**
Barcelona, España
marge@margebooks.com
www.margebooks.com

ISBN:

Terapias biológicas en el lupus eritematoso sistémico

Gerard Espinosa
Servicio de Enfermedades
Autoinmunes
Instituto Clínico de Medicina
y Dermatología
Hospital Clínic
Barcelona
gespino@clinic.ub.es

Norberto Ortego
Unidad de Enfermedades
Autoinmunes
Servicio de Medicina Interna
Hospital Clínico San Cecilio
Granada
nortego@telefonica.net

Julio Sánchez-Román
Unidad de Colagenosis
e Hipertensión Pulmonar
Servicio de Medicina Interna
Hospital Universitario
Virgen del Rocío
Sevilla
sanchezroman@nacom.es

1   Introducción

El tratamiento actual de las manifestaciones del lupus eritematoso sistémico (LES) se basa en los glucocorticoides, la hidroxicloroquina y los agentes inmunodepresores. Esta combinación terapéutica ha contribuido a una mejora espectacular de la supervivencia.[1] Sin embargo, las recaídas, la actividad clínica persistente y, principalmente, la toxicidad asociada al tratamiento, dado que el riesgo de infecciones por la mielosupresión y ciertas neoplasias es mayor, producen una morbilidad y mortalidad a tener en cuenta.[1] Por estas razones son absolutamente necesarias terapéuticas más potentes y menos tóxicas. En este sentido, en los últimos años se han aplicado tratamientos frente a nuevas dianas terapéuticas en diversas enfermedades autoinmunes, como la artritis reumatoide, la artritis psoriásica o la enfermedad de Crohn, que han mejorado el pronóstico de estas entidades.[2] Estos nuevos fármacos, denominados genéricamente biológicos, están dirigidos contra dianas terapéuticas más específicas para la actividad inflamatoria y presentan un mejor perfil de efectos secundarios. Algunos autores han empezado a utilizarlos en pacientes con LES con resultados esperanzadores.[3]

Dentro de estos tratamientos biológicos podemos diferenciar diversos tipos, dependiendo de la diana terapéutica a la que vayan dirigidos. En primer lugar, existen fármacos contra las citocinas proinflamatorias, como el factor de necrosis tumoral alfa (FNT-α) y algunas interleucinas (IL) IL-1, IL-6, IL-10, IL-18, que juegan un papel importante en la propagación del proceso inflamatorio responsable de la lesión tisular en el LES.[4] Un segundo grupo de tratamientos biológicos son los dirigidos contra los linfocitos B, a través de su depleción o de su modulación desde el punto de vista funcional (véase la figura 1).[5] En este sentido, se han desarrollado anticuerpos monoclonales (AcMo) frente a antígenos de membrana de los linfocitos B como el rituximab (anti-CD20) y epratuzumab (anti-CD22), que provocan la depleción de linfocitos B. Una de las ventajas de su uso en el LES es el perfil de seguridad en relación con el riesgo de contraer infecciones. La tercera modalidad de tratamiento biológico es la modulación de las interacciones entre los linfocitos T y B.[3] En este caso, las dianas terapéuticas son moléculas que intervienen en los mecanismos de coestimulación entre linfocitos B y T. Dentro de éstos destacan la proteína de fusión, la cual bloquea el receptor *CTLA4 (cytotoxic T-lymphocyte-associated antigen-4)* con sus coligandos en el linfocito B, B7-1 y B7-2 (Abatacept) y los AcMo, que bloquean citocinas esenciales para el desarrollo, diferenciación y supervivencia de los linfocitos B como *BlyS (B lymphocyte stimulator)*, también conocido como *BAFF (B-cell activating factor from the tumor necrosis factor superfamily)* (Belimumab), y *APRIL (a proliferation-inducing ligand)* (Atacicept), respectivamente. Otra vía esencial en la coestimulación entre los linfocitos T y B es la del CD40 y su ligando (CD40L).[6] Otra diana terapéutica con respecto a los linfocitos B es la que ofrecen los tolerágenos. En este caso, se trata de moléculas capaces de unirse a los anticuerpos e impedir que lleven a cabo su acción patógena. Por otra parte, inducen tolerancia frente al ADN nativo en los linfocitos B autorreactivos, lo que produce una disminución de la síntesis de anticuerpos anti-DNA nativo (anergia funcional) o su depleción.[3]

2   Terapia anticitocinas

Las citocinas proinflamatorias juegan un papel importante en el proceso inflamatorio en el LES, además de tener una función inmunorreguladora. Los niveles de algunas de estas citocinas, como el FNT-α, IL-10, IL-6 e IL-1, están elevados en pacientes con LES y se relacionan con la actividad de la enfermedad.[7] Por lo tanto, como tratamiento del LES, el bloqueo de estas citocinas es una hipótesis muy atractiva.

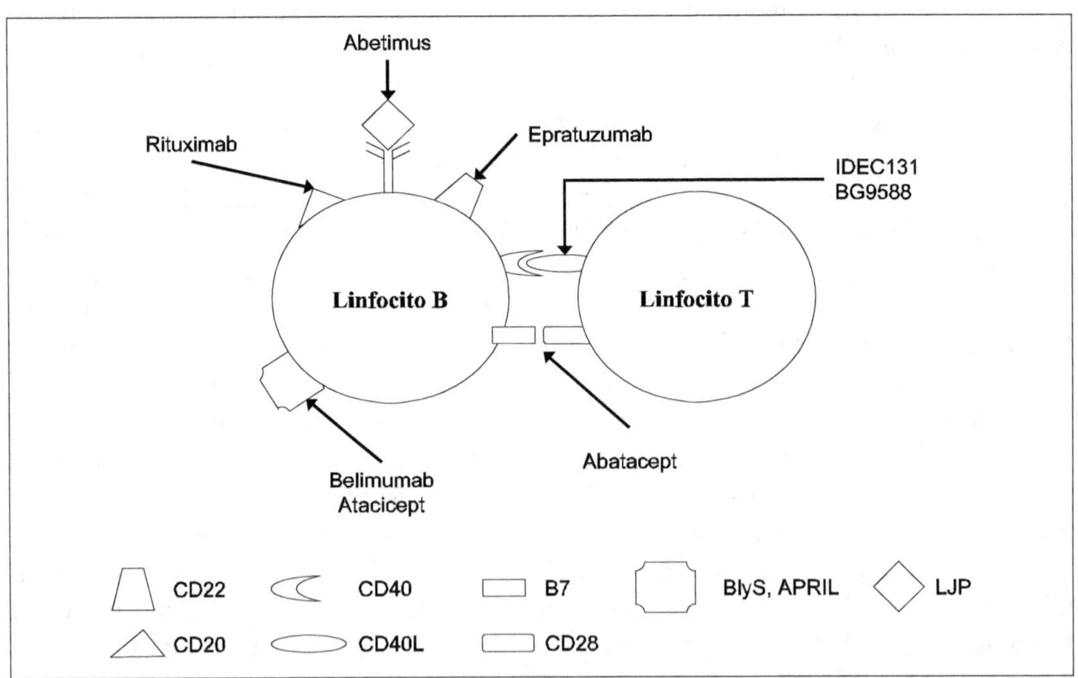

Figura 1. Esquema de la terapia biológica dirigida contra los linfocitos B y los mecanismos de coestimulación entre linfocitos B y T.

2.1 Bloqueadores del FNT-α

Hasta la actualidad, existen sólo tres estudios abiertos que han evaluado la eficacia de infliximab en pacientes con LES.[8-10] En el primero, se trataron seis pacientes con nefropatía y/o artritis junto con azatioprina o metotrexato y/o dosis bajas de glucocorticoides. El tratamiento fue efectivo en todos ellos, aunque la afectación articular tendió a reaparecer una vez suspendido el tratamiento.[8] En el segundo, se trataron nueve pacientes con poliartritis. En este caso, tres pacientes mejoraron y a dos de ellos se les retiró el infliximab a causa de una neumonía y un accidente cerebrovascular. Los otros seis pacientes no mejoraron y, además, desarrollaron reacciones infusionales graves, por lo que se tuvo que suspender el tratamiento.[9] En el último de los estudios abiertos, se trataron tres pacientes con etanercept y dos con infliximab. Todos los pacientes mejoraron, sin sufrir efectos adversos graves.[10]

Un aspecto importante a tener en cuenta es la existencia de casos de LES inducidos por los bloqueadores de FNT-α y el posible desarrollo de anticuerpos antinucleares, anti-DNA y antifosfolipídicos.[11] Sin embargo, parece que en pacientes con LES esta elevación de anticuerpos sería transitoria y no se asociaría con una mayor actividad clínica de la enfermedad.[12] De estos datos se deduce que son necesarios estudios controlados y aleatorizados para clarificar la eficacia y toxicidad de estos tratamientos en el LES.

2.2 Bloqueadores de interleucinas

Del espectro de IL sugeridas como dianas terapéuticas en pacientes con LES, existe experiencia clínica con la IL-1, IL-6 e IL-10. De la primera, hay un estudio abierto en el que se empleó un antagonista del receptor de IL-1 (IL-1ra) (Anakinra) en cuatro pacientes con LES y afectación articular. El fármaco fue bien tolerado y se mostró eficaz en todos los pacientes, pese a que en dos de ellos el efecto terapéutico desapareció a las seis semanas y ocho meses, respectivamente.[13] Con relación al bloqueo de IL-6 por el AcMo Tocilizumab, el estudio se realizó en trece pacientes con LES con actividad leve-moderada y los autores evaluaron marcadores de activación linfocitaria y no parámetros de eficacia clínica. Se constató una disminución de esta activación linfocitaria sin disminución del título de autoanticuerpos.[14] En relación con el bloqueo de IL-10, existe otro estudio en seis pacientes en los que el AcMo administrado se mostró seguro. Los pacientes mejoraron de las lesiones cutáneas y articulares, con una disminución del índice de actividad. Al finalizar los seis meses de seguimiento, cinco de los seis pacientes se mantenían inactivos.[15]

3   Terapia dirigida contra los linfocitos B

3.1 Depleción de linfocitos B

La función de los linfocitos B en la respuesta autoinmune abarca desde la producción de autoanticuerpos, con una función como células procesadoras y presentadoras de antígenos a los linfocitos T, su capacidad reguladora de la activación, diferenciación y anergia, mediante la coestimulación dependiente de CD40/CD40L y de CD80-CD86/CD28, tanto de estas últimas como de células dendríticas, la producción de numerosas citocinas (como IL-10, IL-6 e IFNγ) y la modulación de determinados factores, como *BAFF* y *APRIL* que, a su vez, estimulan la proliferación de los linfocitos B. La regulación de estas acciones se ha revelado como muy eficaz para el control de los mecanismos lesionales de las enfermedades autoinmunes.

3.1.1 Anticuerpos anti-CD20 (Rituximab, Ocrelizumab)

Rituximab es un AcMo quimérico dirigido contra CD20, un receptor específico de los linfocitos B. Este receptor, ausente en las fases iniciales de la evolución de los linfocitos B (células progenitoras y linfocitos pro-B), está presente en los estadios de linfocitos pre-B, de linfocitos inmaduros, de células activadas y de células-memoria para volver a desaparecer en la fase final de maduración: las células plasmáticas. Consiste en una fosfoproteína transmembrana, cuyo ligando natural y función no han sido identificados, resistente a la internalización y secreción. Contiene una región constante de IgG1 humana y una región variable, de origen murino, que se une específicamente a CD20, lo que da lugar a una depleción selectiva de linfocitos B por un triple mecanismo: citotoxicidad dependiente de complemento, citotoxicidad celular dependiente de anticuerpo y apoptosis (dependiente de FcγRIIIa).

La primera indicación clínica de rituximab fue en el tratamiento de los linfomas B pero, desde el inicio de la década actual, su empleo se ha extendido al tratamiento de pacientes con diferentes enfermedades de naturaleza autoimmune, como la púrpura trombocitopénica autoinmune, el LES, artritis reumatoide, crioglobulinemia, granulomatosis de Wegener, vasculitis hipocomplementémica y miopatías inflamatorias.[5] En el campo del LES, diversos estudios han demostrado su eficacia. Leandro y cols.[16] demostraron una mejoría significativa de la actividad clínica (BILAG), de la proteinuria, de la VSG, de los niveles de C_3 y de forma menos uniforme, de los anticuerpos anti-DNA en seis pacientes (tres de ellos con nefritis) tratados con una combinación de rituximab, ciclofosfamida y glucocorticoides. La disminución de linfocitos B en todos los pacientes persistió de tres a dieciséis meses después de la infusión. Dos pacientes sufrieron una recaída grave a los siete y ocho meses, coincidiendo con un aumento de las linfocitos B, aunque en otros persistió la mejoría a pesar de este hecho, lo que hizo suponer a los autores que el rituximab actuaría más específicamente sobre determinadas clonas autorreactivas. Los mismos autores revisaron la respuesta a rituximab de estos seis pacientes y dieciocho nuevos casos con un período de seguimiento de más de cuatro años con buenos resultados para todas las manifestaciones clínicas tratadas, entre ellas diecisiete nefritis lúpicas.[17] El diseño del estudio, sin embargo, no permite extraer conclusiones válidas sobre la evolución particular de los casos con nefritis. Sfikakis y cols.[18] consiguieron la remisión en ocho de diez pacientes con nefritis lúpica proliferativa a los que administraron rituximab. La remisión fue completa en cinco y se mantenía en cuatro casos un año después del tratamiento. Looney y cols.[19] trataron a dieciocho pacientes, siete de ellos con nefritis, con tres esquemas diferentes de rituximab. La respuesta clínica fue favorable especialmente en cuanto a las manifestaciones mucocutáneas y articulares. Tampoco estos autores reflejan la evolución particular de las alteraciones renales; sólo destacan la estabilidad de los valores de creatinina y describen con detalle el curso favorable de un paciente con nefritis de clase IV. La reducción de la actividad clínica (SLAM) se correlacionó con una depleción de linfocitos B. Los niveles de anticuerpos anti-DNA y de C_3 y C_4 sólo se modificaron en dos pacientes. En un estudio multicéntrico español, sobre un total de trece pacientes con LES, el tratamiento con rituximab (cuatro dosis semanales de 375 mg/m^2) se indicó en seis casos con nefritis refractaria, en cinco con trombocitopenia grave, en uno con aplasia medular y en uno con vasculitis peritoneal asociada a nefritis.[20] Nueve pacientes (tres con nefropatía, cinco con trombocitopenia y uno con vasculitis peritoneal y nefritis) experimentaron una respuesta favorable. El SLEDAI medio pasó de once a seis y medio. Dos pacientes con trombocitopenia presentaron recidivas con buena respuesta al retratamiento. García Hernández y cols. (datos presentados en el *7th European Lupus Meeting*, Amsterdam, 2008; pendiente de publicación), realizan un estudio abierto prospectivo en treinta y cinco pacientes con LES (resistentes a inmunodepresión convencional) tratados con cuatro dosis de rituximab (375 mg/m^2/semana), dos dosis en forma de pulsos intravenosos de ciclofosfamida (750 mg los días dos y dieciséis) y glucocorticoides por vía oral. La evaluación se efectuó de forma protocolizada, en situación basal y a los uno, seis y doce meses después de iniciar el tratamiento. Se comprobó una remisión (parcial o completa) en el 65 %, 74 % y 65 % después de uno, seis y doce meses, respectivamente, sin que se observaran diferencias significativas entre pacientes que presentaran o no nefritis. El índice de actividad (SLEDAI) se redujo de 12,3 en situación basal, a 8,8, 8,1 y 6,7 (diferencias significativas en cada punto) y el valor medio de linfocitos B (CD19$^+$), de 147,3 células/µL en situación basal, a 1,8 (diferencia significativa), 83,8 y 100,5 después de uno, seis y doce meses de tratamiento, respectivamente. En la actualidad, están en marcha dos amplios ensayos multicéntricos, uno en fase II/III *(EXPLORER)* y uno en fase III (*LUNAR*, en pacientes con nefritis lúpica) cuyos resultados se esperan en la segunda mitad de 2008.

La mayoría de los estudios citados resaltan la buena tolerancia y la escasez de efectos secundarios relacionados con el rituximab.[21] Aunque con su empleo se registra una tendencia a la reducción de inmunoglobulinas, los niveles de anticuerpos antibacterianos permanecen relativamente estables, dado que las células plasmáticas que los producen no exhiben CD20, lo que justificaría de forma relativa el escaso número de complicaciones infecciosas. La reducción específica de autoanticuerpos «nocivos» se ha atribuido, además, a una actuación más selectiva de rituximab sobre clonas patogénicas de linfocitos B productoras de anticuerpos anti-nucleosoma y anti-DNA (células $V_H 4.34$), puesto que su turnover es más rápido que el de las clonas de linfocitos B productoras de otros autoanticuerpos diferentes.

La acción de rituximab sobre la respuesta inmunitaria no se limita al simple descenso de linfocitos B y la consiguiente disminución de la tasa de autoanticuerpos. Se ha comprobado una reducción de la expresión de moléculas coestimuladoras CD40L, una reducción de la expresión de los marcadores de actividad de los linfocitos T, tanto precoces (CD69) como tardíos (HLA-DR), reducción que es notable en pacientes respondedores pero insignificante en aquellos que no responden a rituximab o que recaen precozmente, y un importante descenso de células NK. Contrariamente, se ha descrito un aumento del número de células T (tanto CD4+ como CD8+) y de linfocitos circulantes T con función reguladora (T_{REG}). Vigna-Pérez y cols.[22] profundizan aún más en los efectos de rituximab sobre las células reguladoras y comprueban un aumento del número y de la actividad de linfocitos T-CD4 supresores, pero no de linfocitos T-CD8 supresores. Estos autores especulan con la posibilidad de que la disminución de células presentadoras de antígeno, inducida por rituximab, provoca una disminución de linfocitos T activados que expresan el ligando del receptor de FNT inducido por glucocorticoides (GITRL), ya que este ligando es capaz de inhibir las funciones supresoras de los linfocitos T_{REG}. Otra posibilidad es que la depleción de linfocitos B inducida por rituximab disminuya la síntesis de anticuerpos anti-linfocito que pueden estar dirigidos contra las células T-CD4+ reguladoras.[22] Otros autores han explicado el incremento de linfocitos T por el incremento reactivo de determinadas citocinas, especialmente *BAFF*, producido por células estromales de los órganos linfoides, que tienen efectos antiapoptóticos sobre linfocitos B y T. Los niveles de *BAFF* se elevan considerablemente de forma paralela a la depleción de linfocitos B (probablemente por reducción de consumo). Es posible que *BAFF* contrarreste en algunos pacientes la acción de rituximab incrementando la supervivencia de plasmablastos, por lo que se ha sugerido que el bloqueo de CD20 (con rituximab) podría complementarse con el bloqueo de *BAFF* (con belimumab).

En un tercio de los pacientes tratados con rituximab se ha comprobado el desarrollo de anticuerpos antiquiméricos humanos (HACA).[21] Estos anticuerpos se asocian con una menor efectividad en la depleción de linfocitos B y con concentraciones más bajas de rituximab dos meses después de la infusión. Son más frecuentes en pacientes con ancestros afroamericanos y cuando se emplean dosis más bajas de rituximab.

La importancia de las complicaciones infecciosas graves en pacientes tratados con rituximab es un tema muy controvertido, especialmente porque una gran parte de los datos procede de estudios con pacientes con comorbilidad (neoplasias o infectados por el virus de inmunodeficiencia humana). El registro español BIOGEAS [http://www.biogeas.org]

recoge una frecuencia global de complicaciones infecciosas de un 9 % en pacientes con enfermedades autoinmunes tratados con rituximab pero, en general, el riesgo de infección en estos pacientes no se incrementa de forma significativa.[21] Es importante anotar, no obstante, la posibilidad de la reactivación de una infección latente por virus de hepatitis B, especialmente en pacientes con positividad previa de HBsAg, pero también en aquéllos con positividad aislada de HBcAb, que pueda dar lugar a una hepatitis fulminante.[23] Se aconseja realizar profilaxis con lamivudina durante el tratamiento con rituximab y prolongarla durante al menos tres meses. Sin embargo, se ha descrito el desarrollo de mutantes en pacientes sometidos a dicha estrategia y que llegan a desarrollar un fracaso hepático fulminante. Recientemente, se han publicado dos casos de leucoencefalopatía multifocal progresiva en pacientes con LES tratados con rituximab.[24]

Como conclusión, rituximab ha supuesto un importante avance en el tratamiento de las manifestaciones graves de pacientes con LES resistentes o intolerantes a otros fármacos, tanto por su eficacia como por su tolerancia y escasez y levedad de efectos adversos (principalmente si se compara con los inmunodepresores convencionales). Sin embargo, queda por determinar cuáles son las dosis más adecuadas, las combinaciones idóneas y el lugar que ocupa en el tratamiento de situaciones «menos dramáticas» de la enfermedad.

Ocrelizumab es un AcMo también dirigido contra CD20. A diferencia de rituximab, es una molécula humanizada, por lo que se le atribuye una mejor tolerancia y un menor potencial inmunogénico. Actualmente, existen varios ensayos clínicos en fase III en pacientes con LES. Otros anticuerpos monoclonales anti-CD20 desarrollados hasta la fecha son ofatumumab (Humax-CD20), en la actualidad en fase III para pacientes con artritis reumatoide, y veltuzumab, en fase de desarrollo para el tratamiento de linfomas no Hodgkin, aunque ninguna de las empresas que los han producido han dado a conocer planes para su ensayo en LES. TRU-015 es un compuesto que también se une a CD20 y produce depleción de linfocitos B. Su estructura es semejante a un AcMo pero con cadenas ligeras más cortas. De esta manera, la citotoxicidad dependiente de complemento se ve muy reducida, lo que disminuiría el número de reacciones a la infusion y de complicaciones inflamatorias secundarias a la activación de complemento. Está en preparación un estudio en fase Ib en pacientes con nefritis lúpica.

3.1.2 Anticuerpos anti-CD22 (Epratuzumab)

Epratuzumab es un AcMo humanizado dirigido contra CD22, marcador específico de los linfocitos B que aparece en las fases más tempranas del desarrollo celular (desde pro-B en adelante) para desaparecer en la diferenciación a células plasmáticas. CD22 es una glicoproteína que regula la activación de los linfocitos B y su interacción con linfocitos T. Posee siete dominios extracelulares y se internaliza rápidamente cuando se une a su ligando natural, un residuo $\alpha2,6$ de ácido siálico que se encuentra en muchas glicoproteínas, como IgM y otras proteínas de superficie. Esta unión da lugar a una potente señal inhibidora intracelular (los ratones carentes de CD22 son propensos a desarrollar LES).

Epratuzumab se empleó inicialmente para el tratamiento de los linfomas no Hodgkin. A diferencia de lo que ocurre con rituximab, el efecto beneficioso de epratuzumab en los pacientes con LES no depende de la destrucción de linfocitos B, sino de la transmisión de señales inhibitorias semejantes a las que producen los ligandos naturales de CD22.[25] La escasa producción de citopenia B y la nula modificación de parámetros analíticos, incluidos complemento y autoanticuerpos tras la infusión de epratuzumab, dificulta la monitorización de sus resultados. Tampoco la población de linfocitos T se ve afectada. La experiencia clínica en pacientes con LES es aún muy limitada. Dörner *et al.*[26] han dado a conocer un estudio abierto en fase I en catorce pacientes con LES y actividad moderada (índice BILAG entre seis y doce). Todos mejoraron clínicamente (descenso de BILAG > 50 %) en algún momento del seguimiento de seis meses, después de un ciclo de cuatro infusiones de 360 mg/m^2 de epratuzumab separadas entre sí por un período de dos semanas. Dicha respuesta se observó en 77 %, 71 % y 36 % de los pacientes al cabo de seis, diez y dieciocho semanas, respectivamente. No se comprobó el desarrollo de HACA, probablemente por el carácter humanizado de epratuzumab. Aunque se ha sugerido que la respuesta a epratuzumab no parece que supere a la de rituximab en pacientes con LES, será necesario esperar a la conclusión de ensayos controlados más amplios (como ALLEVIATE A, para pacientes con brotes graves o ALLEVIATE B, para pacientes con LES y actividad moderada) para llegar a conclusions definitivas acerca de su perfil de eficacia y seguridad. Recientemente, se han comunicado resultados favorables con epratuzumab en un estudio abierto, en fase I/II en catorce pacientes con síndrome de Sjögren primario. Sin embargo, el análisis detenido de sus datos hace dudar de la relevancia clínica de estos resultados (sobre todo si se atiende específicamente a los dos parámetros clínicos fundamentales: el test de Schirmer y la medida de flujo salivar): se considera mejoría un incremento del 20 % de los valores basales (12±12 mm y 0,07±0,13 ml/minuto, respectivamente).

En pacientes con linfomas se ha observado que la combinación de epratuzumab y rituximab, aunque no supera la tasa global de respuestas a rituximab solo, incrementa el número de respuestas totales o persistentes. Extrapolando estos hechos al terreno de las enfermedades autoinmunes sistémicas, dado que los mecanismos por los que actúan los agentes anti-linfocitos B parecen ser muy distintos, cabe especular con la utilización sinérgica de epratuzumab en pacientes sometidos a tratamiento con rituximab o con otros agentes biológicos.

3.2 Tolerágenos de linfocitos B

Puesto que los títulos elevados de anticuerpos anti-dsDNA se asocian a un mayor riesgo de brotes graves y de afectación renal en los pacientes con LES, su reducción puede ser el primer objetivo para conseguir un control adecuado de la enfermedad. Los tolerágenos de linfocitos B son moléculas sintéticas que reaccionan de forma cruzada con los receptores de los linfocitos B (BCRs), lo que provoca la anergia o depleción de los linfocitos B autorreactivos.

3.2.1 LJP 394 (Abetimus)

Abetimus es un tetrámero de oligonucleótidos de doble cadena unidos a una plataforma inerte de trietilenglicol que es capaz de reaccionar de forma cruzada con los anticuerpos anti-dsDNA, provocando un descenso significativo de sus títulos por dos mecanismos. En primer lugar, por la formación de pequeños inmunocomplejos que no parecen activar el sistema del complemento de forma significativa. En segundo lugar, a través de una unión directa a receptores anti-dsDNA presentes en la superficie de las células B, lo que ocasionaría su anergia o apoptosis. El fármaco no tiene características inmunogénicas o antigénicas, no afecta a la actividad de las células NK o a la hipersensibilidad mediada por células T y, en estudios animales, no ha mostrado ser mutagénico o teratogénico.[27] Hasta el momento ha sido evaluado en trece ensayos clínicos que han incluido más de ochocientos pacientes en los últimos diez años. En los primeros estudios se mostró capaz de producir un notable descenso en los títulos de anti-dsDNA y en aquellos pacientes con anti-dsDNA de alta afinidad por LJP-394, de reducir el número de brotes graves y de brotes renales, así como de retrasar su aparición.[28] Sin embargo, estos hallazgos no fueron confirmados en un estudio posterior en fase III, posiblemente por problemas de diseño, puesto que se permitió el uso de inmunodepresores en el grupo placebo.[28] En la actualidad, está en marcha un nuevo estudio en fase III que incluye unos seiscientos pacientes procedentes de cien centros en más de diez países (http://www.clinicaltrials.gov/ct/show/ NCT00089804 *Study of LJP 394 in Lupus patients with history of renal disease. Information on federally and privately supported clinical research in human volunteers).* De llegar a demostrarse su eficacia, sus principales indicaciones podrían ser la prevención de nuevos brotes en pacientes con afectación renal previa, el tratamiento de la enfermedad renal activa, la consecución de un control más rápido o con una menor dosis de inmunodepresores y/o glucocorticoides en pacientes con brotes graves de la enfermedad, o el tratamiento preventivo en pacientes con títulos elevados de anti-dsDNA aun cuando no tengan manifestaciones clínicas significativas.[29]

Se han propuesto métodos alternativos a abetimus con formas similares de actuación posibles en el tratamiento del LES. Aunque algunos de estos métodos han sido evaluados en estudios en fase I y II, todavía no hay evidencias para recomendar su utilización.

3.3 Inhibición de la coestimulación entre linfocitos T y B

Para que en una respuesta inmune adaptativa los linfocitos T respondan de forma efectiva, es necesario que reciban dos señales diferentes. Una antígeno-específica, a través del receptor de linfocitos T (TCR) que reconoce al antígeno presentado por una célula presentadora de antígenos (CPA) con la participación del complejo mayor de histocompatibilidad de clase II (MHCII); y una segunda, no antígeno-específica, que depende de la interacción entre diferentes pares de moléculas presentes en los linfocitos T, por una parte, y las CPAs, por otra, que constituyen las vías coestimuladoras. Las moléculas coestimuladoras de las células T no sólo producen señales de activación que amplifican las señales específicas, sino que también funcionan como moléculas de adhesión que estabilizan la interacción entre los linfocitos T y las CPA. Su participación es fundamental para mantener y potenciar la respuesta T, de manera que si un linfocito T recibe la primera señal, pero no la segunda, se hará anérgico o entrará en apoptosis. Dado que los linfocitos T regulan, al menos en parte, tanto el brazo humoral como el brazo celular de la respuesta inmune específica, que se encuentra alterada en los pacientes con enfermedades autoinmunes, no es de extrañar que el bloqueo de la coestimulación B/T se convierta en una atractiva opción terapéutica en las enfermedades autoinmunes en general y el LES en particular. En la última década se han identificado varios pares de moléculas con actividad coestimuladora, pero dos de estas moléculas han centrado especialmente el interés de los investigadores.

3.3.1 Bloqueadores de la vía CD40:CD40L (BG9588, IDEC131)

CD40L es una proteína de membrana que no se puede inducir, perteneciente a la familia del FNT y que se expresa en los linfocitos T CD4$^+$ y plaquetas, activados. CD40 es una proteína transmembrana de 39 kDa que se encuentra fundamentalmente en la superficie de las CPA: linfocitos B, macrófagos activados y células dendríticas. La interacción CD40L:CD40 es esencial para la activación y diferenciación de los linfocitos B y la ulterior activación de los linfocitos T, favoreciendo la expresión de B7-1 y B7-2 –otras moléculas con actividad coestimuladora– en la superficie de los linfocitos B inactivos. Varios estudios en animales de experimentación y en humanos han puesto de manifiesto el importante papel del complejo CD40:CD40L en la patogenia del LES.[30] Por ejemplo, en modelos murinos, se ha demostrado no sólo una sobreexpresión de CD40L en los linfocitos T, sino también que la administración de anticuerpos anti-CD40L puede retrasar el desarrollo de la enfermedad en ratones propensos al desarrollo de la misma. En pacientes con LES se ha encontrado un incremento tanto de la expresión de CD40L por parte de los linfocitos T, linfocitos B y monocitos, como de su forma soluble. La disregulación del binomio CD40L:CD40 podría conducir a una activación anormal de los linfocitos T y a la pérdida de tolerancia por parte de los linfocitos B. Por tanto, su disrupción podría, desde el punto de vista teórico, ser una buena estrategia para tratar la enfermedad. Esta premisa ha llevado al desarrollo de diferentes AcMo dirigidos contra CD40L, dos de los cuales, BG-9588 (ruplizumab) y E6040/IDEC-131, se han utilizado, en fases experimentales, para el tratamiento del LES.

En el caso de IDEC-131, un estudio doble ciego en fase II, con dosis variables durante dieciséis semanas, no fue capaz de demostrar la eficacia en los pacientes que recibieron el tratamiento activo, aunque hubo una tendencia hacia un menor número de brotes en los pacientes que recibieron las dosis más altas.[31] En el caso de BG9588 (ruplizumab), un estudio en fase II tuvo que suspenderse de forma prematura por la aparición de infarto de miocardio en dos de los pacientes incluidos, aunque el BG9588 redujo los títulos de anti-dsDNA, incrementó los niveles de C3 y disminuyó la hematuria en algunos pacientes. En otro estudio con ruplizumab, también se observó la aparición de eventos tromboembólicos en un número mayor del esperado.[32] Este hecho puede guardar relación con el papel que parece jugar el CD40L en el desarrollo de trombosis, por lo que son necesarios estudios posteriores con la finalidad de conocer si se trata de una efecto indeseado asociado a esta molécula en particular o a todos los fármacos anti-CD40L en general.

3.3.2 Bloqueadores de la vía CTLA-4 (Abatacept)

CD28 se expresa de forma constitutiva en los linfocitos T, aunque su expresión aumenta en los linfocitos T activados. Su interacción con sus ligandos B7-1 (CD80) y B7-2 (CD86) de las CPAs y linfocitos B activados, amplifica las señales recibidas a través del TCR al tiempo que estabiliza las sinapsis inmunológicas establecidas entre ambas células. Hoy se sabe que esta interacción es el origen de la principal señal coestimuladora que es totalmente necesaria para la activación de la mayoría de los linfocitos T *naive*. La estimulación de CD28 induce la expresión de IL-2, una citocina fundamental en el crecimiento de las células T, y de Bcl-X$_L$, una proteína antiapoptótica. La estimulación de los linfocitos T en ausencia de la coestimulación CD28 puede llevar a la muerte celular o la inducción de anergia. La ausencia de señales coestimuladoras mantendría la tolerancia ante autoantígenos, aunque éstos se expresaran de forma explícita y crónica. *CTLA-4* es un receptor similar a CD28 que se expresa en los linfocitos T activados, pero con una avidez cien veces superior por los mismos ligandos de CD28 anteriormente mencionados. La interacción de *CTLA-4* con B7-1 y B7-2 inhibiría la activación y proliferación de los linfocitos T actuando, por tanto, como un inhibidor competitivo de CD28. También, y a diferencia de éste, es capaz de poner en marcha mecanismos inhibitorios mediados por 2,3-dioxigenasa (IDO), una enzima que degrada el triptófano acabando con el aporte de este aminoácido elemental al tiempo que favorece el cúmulo de productos tóxicos para las células T. De esta forma, la acción fundamental de *CTLA-4* sería limitar la activación de las células T mediadas por la coestimulación CD28 actuando, por tanto, como un coinhibidor. En ratones, la deficiencia de *CTLA-4* causa una enfermedad inmunoproliferativa con un desenlace fatal y la administración de anticuerpos anti-*CTLA-4* puede incrementar la respuesta inmune y exacerbar fenómenos autoinmunes.

El bloqueo de CD28 se puede conseguir con la administración de *CTLA4Ig* (Abatacept).[33] Se trata de una proteína de fusión recombinante, formada por el dominio extracelular de *CTLA-4* unido a la región constante de una inmunoglobulina IgG1 humana que se une con alta afinidad a las moléculas B7 y bloquea *in vivo* la respuesta de linfocitos B y T, actuando por una parte como un antagonista competitivo de la interacción CD28-B7 y por otra, como inductor de mecanismos reguladores en las APCs. De forma adicional, *CTLA4Ig* puede alterar también la expresión de moléculas de adhesión y receptores de quimocinas, lo que provoca una inhibición de la migración de células inflamatorias a los órganos diana. Pero en determinadas circunstancias, la administración de *CTLA4Ig* puede ser perjudicial porque aunque sus principales acciones serían las de inducir la depleción de linfocitos T y un estado de anergia, también puede impedir la inducción de tolerancia en las condiciones en las que la señalización a través de *CTLA-4* es necesaria para ello.

Estudios *in vitro* han demostrado que la administración de *CTLA4Ig* en modelos murinos de lupus consiguió una disminución en la producción de anti-dsDNA, una menor gravedad de la afectación renal y una mayor supervivencia. Esta efectividad resultó mayor cuando se utilizó la combinación de *CTLA4Ig* y ciclofosfamida o si se asociaba al bloqueo de la vía CD40:CD40L. Esta última combinación es especialmente interesante porque ha permitido mostrar que previene el desarrollo de LES durante varios meses en ratones predispuestos que la reciben como tratamiento de corta duración. En humanos, sólo se han llevado a cabo estudios en psoriasis y en artritis reumatoide con resultados esperanzadores. En el caso del LES, hay estudios en marcha para el tratamiento de formas activas y de nefritis lúpica, solo o asociado a ciclofosfamida.

Existe otra serie de moléculas coestimuladoras como PD-1:PDL1/PDL2, ICOS:B7RP-1 o BTLA:BTx, cuyo bloqueo ya se encuentra en fase de experimentación en algunos casos.

En resumen, el bloqueo de moléculas coestimuladoras, aunque es prometedor, todavía tiene que demostrar su eficacia y lo más importante, su seguridad. La utilización del bloqueo CD28:B7 o CD40:CD40L, solo o en combinación, se ha acompañado en animales de experimentación del desarrollo de una inmunodepresión generalizada que es precisamente una de las desventajas de los tratamientos inmunodepresores actuales.

3.3.3 Bloqueadores de citocinas esenciales para el desarrollo, diferenciación y supervivencia de linfocitos B

3.3.3.1 Bloqueadores de *Blys* (Belimumab)

El *Blys* o *BAFF* es una citocina de la superfamilia del FNT-α que se une a sus receptores de membrana de los linfocitos B y que interviene en los procesos de diferenciación de la célula plasmática y de estimulación de linfocitos B autorreactivos. Belimumab es un AcMo que se une y neutraliza a *Blys*. Recientemente, ha sido publicado en forma de resumen, un estudio en el que cuatrocientos cuarenta y nueve pacientes con LES (SELENA-SLEDAI *score* ≥ 4) fueron tratados con dosis crecientes por vía intravenosa. Después de cincuenta y dos semanas de tratamiento, la eficacia y seguridad del fármaco no fue diferente entre las dosis administradas y mejoró los parámetros de actividad de la enfermedad.[34]

3.3.3.2 Bloqueadores de *APRIL* (Atacicept)

Atacicept se diferencia de belimumab por su capacidad de unirse y neutralizar tanto a *Blys* como a *APRIL*. Ello le conferiría mayor potencia aunque aún está por ver si el perfil de seguridad también sería mejor. Hasta el momento, sólo existe un estudio controlado con placebo en el que cuarenta y nueve pacientes con LES con una actividad leve-moderada (SELENA-SLEDAI *score* ≤ 10) fueron tratados con dosis crecientes del fármaco por vía subcutánea.[35] El estudio no fue diseñado para evaluar la eficacia clínica, sino para determinar el efecto del fármaco sobre el nivel de inmunoglobulinas y los linfocitos B que disminuyeron en el grupo tratado con atacicept. No se constataron cambios en el número de linfocitos T, monocitos ni NK. No hubo diferencias en la aparición de efectos adversos graves ni infecciones entre los dos grupos y las reacciones en el punto de infusión fueron más frecuentes en el grupo de enfermos tratados con atacicept, pero en todos los casos fueron leves.

4   Conclusión

Es probable que en los próximos años asistamos a la aparición de nuevas dianas terapéuticas en relación con los linfocitos B, como el receptor Fcγ, las moléculas apoptóticas, los receptores *toll-like*, fracciones del complemento, otros marcadores de superficie como el CD79 y moléculas reguladoras como integrinas y selectinas. Sin embargo, quedan todavía muchas cuestiones por resolver. Probablemente, en el futuro, a través de estudios controlados y aleatorizados conoceremos cuál es la dosis correcta de estos fármacos, la duración del tratamiento, la combinación más apropiada con inmunodepresores y, sobre todo, qué tipo de pacientes con LES se pueden beneficiar en mayor medida de la aplicación de estos fármacos biológicos.

BIBLIOGRAFÍA

1. Bongu A, Chang E, Ramsey-Goldman R. Can morbidity and mortality of SLE be improved? Best Pract Res Clin Rheumatol 2002; 16: 313-32.

2. Hochberg MC, Lebwohl MG, Plevy SE, Hobbs KF, Yocum DE. The benefit/risk profile of TNF-blocking agents: findings of a consensus panel. Semin Artritis Rheum 2005; 34: 819-36.

3. Anolik JH, Aringer M. New treatments for SLE: cell-depleting and cytokine therapies. Best Pract Res Clin Rheumatol 2005; 19: 859-78.

4. Atzeni F, Doria A, Carabba M, Turiel M, Sarzi-Puttini P. Potential target of infliximab in autoimmune and inflammatory diseases. Autoimmun Rev 2007; 6: 529-36.

5. Edwards JCW, Cambridge G, Leandro MJ. B cell depletion therapy in rheumatic disease. Best Pract Res Clin Rheumatol 2006; 20: 915-28.

6. Sidiropoulos PI, Boumpas DT. Lessond learned from anti-CD40L treatment in systemic lupus erythematosus patients. Lupus 2004; 13: 391-97.

7. Aringer M, Smolen JS. Tumour necrosis factor and other pro-inflammatory cytokines in systemic lupus erythematosus: a rationale for therapeutic intervention. Lupus 2004; 13: 344-47.

8. Aringer M, Graninger WB, Steiner G, Smolen JS. Safety and efficacy of tumor necrosis factor α blockade in systemic lupus erythematosus. An open-label study. Artritis Rheum 2004; 50: 3161-169.

9. Katz RS, Holt-Daly N, MacDonald PA. Frequent infusion reactions associated with infliximab treatment in patients with polyarthritis related to systemic lupus erythematosus. Arthritis Rheum 2003; 48: S-379.

10. González CM, López-Longo FJ, Monteagudo I, Vázquez-Coleman J, Montoro M, Ortega C, et al. Anti-TNF agents are effective and safe in the management of systemic lupus erythematosus. Arthritis Rheum 2004; 50: S-412.

11. Costa MF, Said NR, Zimmermann B. Drug-induced lupus due to anti-tumor necrosis factor alpha agents. Semin Arthritis Rheum 2007 [DOI: 10.1016/ j.semarthrit. 2007.08.003].

12. Aringer M, Steiner G, Graninger WB, Höfler E, Steiner CW, Smolen JS. Effects of short-term infliximab therapy on autoantibodies in systemic lupus erythematosus. Artritis Rheum 2007; 56: 274-79.

13. Ostendorf B, Iking-Konert C, Kurz K, Jung J, Sander O, Schneider M. Preliminary results of safety and efficacy of the interleukin 1 receptor antagonist anakinra in patients with severe lupus arthritis. Ann Rheum Dis 2005; 64: 630-33.

14. Shirota Y, Yarboro C, Sims G, Fritsch R, Ettinger R, Valencia X, et al. The impact of in vivo anti IL-6 receptor blockade on circulating T and B cell subsets in patients with systemic lupus erythematosus. Arthritis Rheum 2005; 52: S-697.

15. Llorente L, Richaud-Patin Y, García-Padilla C, Claret E, Jakez-Ocampo J, Cardiel MH, et al. Clinical and biologic effects of anti-interleukin-10 monoclonal antibo-

dy administration in systemic lupus erythematosus. Arthritis Rheum 2000; 43: 1790-800.

16. Leandro MJ, Edwards JC, Cambridge G, Ehrenstein MR, Isenberg DA. An open study of B lymphocyte depletion in systemic lupus erythematosus. Arthritis Rheum 2002; 46: 2673-677.

17. Leandro MJ, Cambridge G, Edwards JC, Ehrenstein MR, Isenberg DA. B-cell depletion in the treatment of patients with systemic lupus erythematosus: a longitudinal analysis of 24 patients. Rheumatology 2005; 44: 1542-545.

18. Sfikakis PP, Boletis JN, Lionaki S, Vigklis V, Fragiadaki KG, Iniotaki A, *et al.* Remission of proliferative lupus nephritis following B cell depletion therapy is preceded by down-regulation of the T cell costimulatory molecule CD40 ligand: an open-label trial. Arthritis Rheum 2005; 52: 501-13.

19. Looney RJ, Anolik JH, Campbell D, Felgar RE, Young F, Arend LJ, *et al.* B cell depletion as a novel treatment for systemic lupus erythematosus: a phase I/II dose-escalation trial of rituximab. Arthritis Rheum 2004; 50: 2580-589.

20. García Hernández FJ, Díaz Cobos C, Callejas Rubio JL, Ocaña Medina C, Ortego Centeno N, Sánchez Román J, *et al.* Experiencia con rituximab en el tratamiento de pacientes con lupus eritematoso sistémico. Reumatol Clin 2006; 2: 23-30.

21. Thatayatikom A, White AJ. Rituximab: a promising therapy in systemic lupus erythematosus. Autoimmun Rev 2006; 5: 18-24.

22. Vigna Pérez M, Hernández Castro B, Paredes Saharopulos O, Portales Pérez D, Baranda L, Abud Mendoza C, *et al.* Clinical and immunological effects of rituximab in patients with lupus nephritis refractory to conventional therapy: a pilot study. Arthritis Res Ther 2006; 8:R83 (doi: 10.1186/ar1954).

23. Niscola P, Del Principe MI, Maurillo L, Venditti A, Buccisano F, Piccioni D, *et al.* Fulminant B hepatitis in a surface antigen-negative patient with B-cell chronic lymphocytic leukaemia after rituximab therapy. Leukemia 2005; 19: 1840-841.

24. Harris HE. Progressive multifocal leucoencephalopathy in a patient with systemic lupus erythematosus treated with rituximab. Rheumatology (Oxford) 2008; 47: 224-25.

25. Carnahan J, Wang P, Kendall R, Chen C, Hu S, Boone T, *et al.* Epratuzumab, a humanized monoclonal antibody targeting CD22: characterization of in vitro properties. Clin Cancer Res 2003; 9: S-3982-990.

26. Dörner T, Kaufmann J, Wegener WA, Teoh N, Goldenberg DM, Burmester GR. Initial clinical trial of epratuzumab (humanized anti-CD22 antibody) for immunotherapy of systemic lupus erythematosus. Arthritis Res Ther 2006; 8: R74 (doi: 10.1186/ar 1942).

27. Wallace DJ, Tumlin JA. LJP 394 (abetimus sodium, Riquet) in the management of systemic lupus erythematosus. Lupus 2004; 13: 323-27.

28. Cardiel MH. Abetimus sodium: a new therapy for delaying the time to, and reducing the incidence of, renal flare and/or major systemic lupus erythematosus flares in patients with systemic lupus erythematosus who have a history of renal disease. Expert Opin Investig Drugs 2005; 141: 77-88.

29. Mosca M, Baldini C, Bombardieri S. LJP-394 (abetimus sodium) in the treatment of systemic lupus erythematosus. Expert Opin Pharmacother 2007; 8: 873-79.

30. Yazdani J, Davis J. The role of CD40 ligand in systemic lupus erythematosus. Lupus 2004; 13: 377-80.

31. Kalunian KC, Davis JC, Merrill JC, Totoritis MC, Wofsy D. IDEC-131 Lupus Study Group. Treatment of systemic lupus erythematosus by inhibition of T-cell costimulation with anti-CD 154: a randomized double-blind, placebo controlled trial. Arthritis Rheum 2002; 46: 3251-258.

32. Boumpas DT, Furie R, Manzi S, Illei GG, Wallace DJ, Balow JE, *et al.* for the BG9588 study group. A short course of BG9588 (anti-CD40 ligand antibody) improves serologic activity and decreases hematuria in patients with proliferative lupus glomerulonephritis. Arthritis Rheum 2003; 48: 719-27.

33. Davidson A, Diamond B, Wofsy D, Daikh D. Block and tackle: CTLA4Ig takes on lupus. Lupus 2005; 14: 197-203.

34. Wallace DJ, Lisse J, Stohl W, McKay J, Boling E, Merrill JT, *et al.* Belimumab (BMAB), a fully human monoclonal antibody to B-lymphocyte stimulator (BlyS), shows bioactivity and reduces systemic lupus erythematosus disease activity. Ann Rheum Dis 2006; 65(Suppl II): 62.

35. Dall'Era M, Chakravarty E, Wallace D, Genovese M, Weisman M, Kavanaugh A, *et al.* Reduced B lymphocyte and immunoglobulin levels after atacicept treatment in patients with systemic lupus erythematosus. Results of a multicenter, phase Ib, double-blind, placebo-controlled, dose-escalating trial. Arthritis Rheum 2007; 56: 4142-150.